AF402512

JOURNAL

DE LA

SOCIÉTÉ DE STATISTIQUE DE PARIS

N° 10. — OCTOBRE 1900.

I.

DE L'INFÉCONDITÉ DE CERTAINES POPULATIONS INDUSTRIELLES.

ESSAI SUR LA NATALITÉ DANS LE CANTON DE CONDÉ-SUR-NOIREAU
(CALVADOS) [1].

Le problème que je veux essayer de résoudre est celui-ci :

Nul n'ignore que la natalité française est faible. Chacun sait aussi que, par exception, les ouvriers de la grande industrie présentent généralement une natalité élevée. Or, par une exception dans cette exception, qui constitue un retour à la règle générale, les ouvriers de la grande industrie dans le groupe Flers-Condé-sur-Noireau n'ont qu'une natalité faible, inférieure même à la moyenne française. Pourquoi ?

D'abord c'est bien la grande industrie qui existe dans les cantons de Flers et de Condé. Les filatures de coton et les tissages sont nombreux et, si quelques-uns de ces établissements ne comprennent qu'une centaine d'ouvriers, d'autres par contre en comptent de cinq à six cents et même davantage. Or, on le sait assez, six cent cinquante ouvriers pour un seul établissement est un chiffre rarement atteint, aussi bien en Angleterre et en Amérique qu'en France.

Les cantons de Flers, de la Ferté-Macé et d'Athis contiennent les uns et les autres une fraction importante de population industrielle. Ils font partie du département de l'Orne et leur situation démographique a été exposée dans mon travail intitulé « la Dépopulation dans l'Orne » publié en 1898 par le *Journal de la Société de statistique de Paris.* Il est facile, en s'y reportant, de constater que dans toutes les communes la natalité est faible ou très faible. Sauf à Flers même où elle est à peu près égale à la moyenne de la France entière, elle reste partout au-dessous ou

---

(1) Communication faite à la Société de statistique de Paris dans la séance du 18 juillet 1900.

beaucoup au-dessous. Généralement aussi la nuptialité est faible ou très faible, et partout, sauf à Flers et dans son faubourg Saint-Georges-des-Groseillers, une dépopulation rapide a enlevé en vingt années une fraction des habitants qui souvent dépasse un quart, parfois dépasse un tiers et qui, dans une commune, atteint 43,3 p. 100. Voici certainement une région où la grande industrie n'a point pour effet d'augmenter la densité des hommes.

Le même phénomène se produit dans le canton de Condé-sur-Noireau et c'est là que nous comptons l'étudier : car ce canton, bien que faisant partie du même groupe industriel que les précédents, est situé dans le Calvados, où les archives démographiques ont été soigneusement conservées, tandis que les *Mouvements de la population* et les *États récapitulatifs des recensements*, qui devraient exister en double à Alençon et dans les mairies, ont été détruits complètement aux archives départementales et presque entièrement dans celles des communes, ce qui rend à peu près impossible la recherche des causes. Au contraire, j'ai pu calculer à Caen pour la décade 1883-1892 et pour les huit principales communes du canton de Condé — celles qui ont moins de 300 habitants étant laissées de côté comme n'offrant point une base suffisante aux calculs — non seulement la natalité, la nuptialité et la mortalité, mais encore, outre ces trois phénomènes capitaux, la morti-natalité, la natalité naturelle, la fécondité des femmes mariées de 15-50 ans, le nombre des enfants légitimes pour un mariage, et enfin l'excès des décès sur les naissances et la perte de population en vingt ans de 1876 à 1896.

Ces résultats et les données qui ont servi à les établir ont été groupés dans le tableau A ci-après. Il comprend, outre le canton de Condé, la commune de Saint-Pierre-du-Regard, qui est située dans le département de l'Orne ; mais qui, n'étant séparée de Condé que par le cours du Noireau, fait en réalité partie de la même agglomération urbaine et présente, comme on peut l'observer, un état démographique remarquablement identique. Les données concernant Saint-Pierre-du-Regard ont été puisées aux archives de cette commune.

Afin de bien se convaincre que l'état démographique de ces neuf communes n'est pas un simple accident, on a étudié, pour la décade 1873-1882, la nuptialité, la natalité, la mortalité et l'excès des décès sur les naissances dans les neuf mêmes communes. Avec ces résultats et données a été formé le tableau B.

Il suffit d'un coup d'œil sur les deux tableaux numériques qui suivent pour s'apercevoir que l'état démographique des populations que nous étudions est franchement mauvais. Pour les neuf communes sans exception et pour les deux décades, les décès ont partout et toujours dépassé les naissances. La natalité est faible ou très faible, la mortalité n'en est pas moins supérieure à la moyenne française.

Pendant la décade 1883-1892, la natalité la plus élevée se rencontre dans la commune de Condé, où elle atteint seulement 21,9. A Saint-Pierre-du-Regard, elle est de 21,3, tandis que la mortalité est de 25,7 et de 25,6 dans chacune de ces deux communes. Dans quatre communes, la natalité reste au-dessous de 15 ; elle descend à 11,8 dans la commune de Proussy.

Pendant la décade précédente, 1873-1882, la natalité était à peu près aussi mauvaise. Elle atteignait son maximum à Lassy avec 21,9 et à Saint-Pierre-du-Regard avec 21,8 naissances pour 1 000 habitants, chiffres notablement inférieurs à la moyenne française de cette époque. Elle n'était que de 20,8 à Condé. Dans les autres communes, elle variait du minimum 12,7 au maximum 18,6.

TABLEAU A.

Canton de Condé-sur-Noireau.

Décade 1883-1892.

COMMUNES.	RECENSEMENTS			MARIAGES.	NAISSANCES.	DÉCÈS.	MORT-NÉS.	NUPTIALITÉ.	NATALITÉ.	MORTALITÉ.	FEMMES MARIÉES DE 15-50 ANS. RECENSEMENTS		NAISSANCES légitimes.	FÉCONDITÉ des femmes mariées de 15-50 ans (1).	ENFANTS légitimes par mariage (2).	NATALITÉ naturelle (3).	EXCÈS des naissances sur les décès.	PERTE de population en 20 ans de 1876 à 1896.
	de 1886.	de 1891.	de 1896.								de 1886.	de 1891.						
	(1)	(2)	(3)	(4)	(5)	(6)	(7)	(8)	(9)	(10)	(11)	(12)	(13)	(14)	(15)	(16)	(17)	(18)
Condé	7 252	6 827	6 663	518	1 542	1 811	112	7,3	21,9	25,7	1 112	1 056	1 444	133	2,7	6,7	— 269	687
La Chapelle-Engerbold	253	232	228	20	35	50	»	8,2	14,9	24,4	»	»	»	»	»	»	— 24	»
Lassy	740	736	718	52	140	182	5	7,0	18,9	24,6	111	116	127	112	2,4	9,7	— 42	146
Lénault	392	354	392	25	68	92	9	6,7	16,8	24,3	57	47	57	109	2,3	9,6	— 29	76
Proussy	532	519	486	28	62	118	4	5,5	11,8	22,4	74	72	59	80	2,1	4,8	— 56	90
St-Germain-du-Crioult	1 149	1 079	1 057	79	161	254	11	7,0	14,4	22,8	149	145	151	102	1,9	6,6	— 93	249
St-Jean-le-Blanc	832	721	718	57	112	159	9	7,3	14,3	20,4	123	97	102	92	1,7	8,8	— 47	154
St-Pierre-la-Vieille	682	649	593	41	124	150	2	6,1	18,6	22,5	98	98	106	108	2,6	13,2	— 26	124
St-Vigor-des-Mezerets	499	522	510	56	110	134	9	10,5	21,5	26,2	56(?)	80	99	145	1,7	10,1	— 54	117
St-Pierre-du-Regard	2 210	2 019	1 886	155	454	541	36	7,3	21,3	25,6	350	320	442	131	2,8	3,1	— 87	133

(1) Pour 1 000 femmes mariées de 15-50 ans, combien de naissances légitimes ?

(2) Pour un mariage, combien de naissances ?

(3) Pour 100 naissances légitimes, combien de naissances naturelles ?

TABLEAU B.

Canton de Condé-sur-Noireau.

Décade 1873-1882.

Communes.	Recensements.		Mariages.	Naissances.	Décès.	Nuptialité.	Natalité.	Mortalité.	Excès des naissances sur les décès.
	1876.	1881.							
Condé	7 350	7 279	594	1 526	1 812	8,1	20,8	24,7	— 286
Lassy	864	781	71	181	195	8,1	21,9	23,6	— 14
Lénault.	408	380	30	50	86	7,6	12,7	21,8	— 36
Proussy.	576	577	43	91	106	7,4	15,9	18,3	— 15
Saint-Germain-du-Crioult. .	1 306	1 223	99	198	295	7,8	15,6	23,3	— 97
Saint-Jean-le-Blanc	872	828	47	150	193	5,4	17,6	22,7	— 43
Saint-Pierre-la-Vieille . . .	717	701	51	132	177	7,1	18,6	24,9	— 45
Saint-Vigor-des-Messerets. .	627	549	43	87	138	7,3	14,7	23,4	— 51
Saint-Pierre-du-Regard. . .	2 019	2 032	160	443	473	7,8	21,8	23,3	— 30

Partout la mortalité était supérieure à la natalité, cependant l'écart était moindre dans cette décade que dans la suivante : le maximum, en effet, n'atteint nulle part 25 décès p. 1 000 habitants, tandis que ce taux est dépassé dans trois communes pendant la décade la plus récente. La mortalité est donc en progrès et, par contre, la natalité est en légère diminution. La santé démographique du canton de Condé, telle qu'elle résulte de la balance des naissances et des décès, est non seulement mauvaise, elle empire visiblement sous nos yeux. La mortalité est exagérée et elle est en voie d'augmentation ; la natalité est insuffisante et elle décroît encore.

Examinons successivement les trois facteurs de la natalité générale, c'est-à-dire la nuptialité, la fécondité des mariages et la natalité naturelle.

Pendant la décade 1883-1892, la nuptialité est généralement inférieure à la moyenne française. Il n'y a que deux communes où il en soit autrement. Dans trois communes, dont Condé et Saint-Pierre-du-Regard, elle est de 7,3 ; dans les autres communes, elle varie de 5,5 à 7,0. Si l'on se rapporte au tableau B, on voit que la nuptialité était sensiblement plus élevée pendant la décade antérieure.

Dans la plupart des communes, elle était alors satisfaisante et ne descendait au-dessous de 7 mariages p. 1 000 habitants que dans une seule commune.

L'abaissement de la natalité d'une décade à l'autre est donc amplement expliqué par l'abaissement de la nuptialité.

Quant à l'état même de la natalité pendant la décade la plus récente, sa faiblesse s'explique non seulement par l'insuffisance de la nuptialité ; mais encore, et pour la plus grande part, par l'insuffisante fécondité des mariages. Nulle part on n'observe trois naissances légitimes pour un mariage. Le maximum de 2,7 et 2,8 se produit à Condé et à Saint-Pierre-du-Regard. Trois communes présentent moins de deux enfants légitimes pour un mariage.

L'insuffisante fécondité du mariage dans la population que nous étudions apparaît encore d'une manière plus saisissante si l'on se demande combien il se produit de naissances légitimes en un an pour 1 000 femmes mariées de 15-50 ans. L'on sait assez, mais il est bon, néanmoins, afin d'avoir un terme de comparaison, de rappeler que 1 000 femmes mariées de cet âge donnent en Italie 242 naissances, en Prusse 271, en Norvège 274, en Wurtemberg 290 et en France 166. A Condé, ce

chiffre descend à 133 et à Saint-Pierre-du-Regard à 131, et c'est le maximum du
canton : car il existe bien une commune où il atteint 145, mais cela est dû à une
erreur évidente dans le recensement des femmes mariées en 1886. Dans toutes les
autres communes nous trouvons des chiffres extrêmement bas, 112, 109, 108, 102,
92 et enfin le minimum 80 dans la commune de Proussy. C'est une des cotes les
plus basses que j'aie jamais observées dans toute la France en mesurant ce phénomène démographique.

Le troisième facteur de la natalité générale, je veux dire la natalité naturelle, est
plutôt actif. Si l'on se demande combien il naît d'enfants naturels pour cent naissances légitimes, l'on ne trouve qu'un chiffre faible à Saint-Pierre-du-Regard, à
Proussy et à Condé ; mais partout ailleurs, la proportion est normale ou supérieure
à la moyenne française.

En somme, la faiblesse de la natalité générale dans les communes que nous étudions tient pour une part à l'insuffisance de la nuptialité et pour une autre à l'insuffisante fécondité des mariages.

La cause principale de l'excès des décès sur les naissances est l'insuffisance de la
natalité générale et la cause accessoire, l'exagération de la mortalité.

La cause de la dépopulation qui a été, pour les neuf communes étudiées, de 1 276
habitants en vingt ans, de 1876 à 1896, est entièrement attribuable à l'excès des
décès sur les naissances. Cet excès, qui a été de 617 pendant la décade la plus an-
cienne et de 703 pendant la plus récente, a été au total de 1 320 en vingt ans, dépas-
sant de 44 unités le nombre des habitants disparus. Les deux périodes de vingt ans
ne coïncident point entièrement. De leur comparaison résulte néanmoins cette conviction que, chez les populations que nous étudions, le chiffre des immigrants dépasse quelque peu le chiffre inconnu des émigrants et que la dépopulation qui s'observe tient uniquement à l'excès croissant des décès sur les naissances.

Tels sont les résultats de l'examen de nos deux tableaux numériques. Dans la
recherche des causes, la démographie pure nous laisse en ce point. Pour aller plus
loin, il nous faut le secours de l'ethnographie, que l'on ne peut connaître que par
l'observation sur place des populations.

Le canton de Condé occupe au cœur du Bocage normand un territoire montueux,
s'élevant de 80 mètres environ au confluent de la Vère et du Noireau, à plus de 260
dans les collines qui le bornent vers le nord. La terre, plutôt médiocre, devient tout
à fait mauvaise sur les hauteurs et ne comporte plus aucune culture. Elle est du
reste très inégalement peuplée. Tandis qu'à Proussy, par exemple, il revient à
chaque habitant une étendue superficielle de 2ᵇ⁵58 ares, 2 hectares à Lénault,
1ʰ 75 ares à Lassy, il ne revient que 51 ares à chaque habitant de Saint-Pierre-du-
Regard et seulement 18 ares à chaque habitant de Condé. La grande et la petite
industrie, le commerce et les nombreuses professions que nécessite la vie urbaine
amènent une densité que la qualité du sol n'aurait jamais permise.

Au point de vue anthropologique, la population comprend deux races principales
que ni les siècles passés en présence, ni les mariages inévitables ne sont parvenus à
fondre. Une minorité de race normande à la peau blanche, aux cheveux blonds ou
roux, aux chairs molles, se maintient inaltérée au milieu d'une majorité d'hommes
aux cheveux bruns, aux lèvres minces, au profil coupant, dont le teint incolore et
les tissus serrés semblaient à première vue un effet du sol et du climat.

Mais la race est sans influence sur la natalité ; tous les hommes dans les mêmes circonstances raisonnent pareillement, dirigent leur conduite de la même manière et sont sujets à la contagion des mêmes appréciations.

Une différence qui semblait *à priori* devoir exercer une action beaucoup plus considérable sur la natalité est celle qui existe dans les professions qui font vivre la majorité des habitants de chaque commune. Ainsi certaines communes n'ont point du tout de grande industrie, la population y vit de l'agriculture, du petit commerce et de la petite industrie.

Ce sont La Chapelle-Engerbold, Saint-Jean-le-Blanc, Lénault, Lassy, Saint-Vigor-des-Messerets, Saint-Pierre-la-Vieille. Deux autres, Proussy et Saint-Germain-du-Crioult, ont une faible minorité d'ouvriers de la grande industrie. Enfin Condé et Saint-Pierre-du-Regard en présentent une proportion considérable. Les communes de la première catégorie sont, par rapport à celles de la seconde et surtout de la troisième, ce que, dans les expériences de physiologie, on nomme des témoins : elles montrent ce que serait le niveau général de la natalité dans la région, dans le cas où la grande industrie n'y existerait point.

Or, dans ces communes témoins, la natalité est faible ou très faible, la nuptialité faible, la fécondité des mariages très faible et la mortalité exagérée. Les campagnes de cette partie du Calvados sont très analogues par leur aspect à celles du département de l'Orne qui les avoisinent et qui leur sont encore semblables par leur état démographique.

Les deux communes de Saint-Germain-du-Crioult et de Proussy méritent d'être étudiées avec quelque détail comme présentant à leur maximum les deux phénomènes caractéristiques des populations agricoles du canton : la dépopulation et l'abaissement de la natalité.

Saint-Germain-du-Crioult comptait 1 546 habitants en 1846 ; il n'y en avait plus que 1 057 en 1896 et, ce nombre ayant diminué depuis, la population n'atteint certainement pas mille habitants à l'heure actuelle. Mais c'est surtout de 1866 à 1896 que la dépopulation a été rapide, la commune a perdu dans ces trente ans 451 habitants, en partie par émigration ; mais principalement par excès des décès sur les naissances.

Pendant les trois dernières décades figurant aux tables décennales, cet excès a été de 285. La natalité était successivement de 16,3, de 15,6 et de 14,4, tandis que la mortalité, supérieure à la moyenne française actuelle, était de 23,0, de 23,3 et de 23,8.

La commune, cependant, située sur une hauteur, sans bois ni marécages, est saine, les habitations sont propres et bien entretenues, les toitures de chaume ou d'ardoise sont en bon état ou nouvellement refaites. On observe une proportion notable de maisons neuves avec des jardins entourés de murs et d'espaliers ou de haies vives de charme et d'aubépine, toujours tondues avec soin. Le sol est médiocre, mais assez bien ou même bien cultivé en herbages, prés et labours, vergers de pommiers et de grands poiriers à cidre, jardins, petite ou moyenne culture, petite ou moyenne propriété. L'aisance est générale ; pas un mendiant, pas trace de ruines en dépit de la dépopulation. Le déboisement seul est excessif ; il ne va pas toutefois jusqu'à enlever au paysage sa grâce, au moins dans la première partie de l'été. Ailleurs, la dépopulation coïncide avec la gène et la décadence économique ; ici au contraire, elle coexisté avec l'aisance, le progrès, l'amélioration et l'extension, aux dépens des bois, de la culture, l'amélioration du logement, du vêtement, de la nourriture, de l'instruction, de la viabilité et des moyens de communication avec les villes. On est forcé de constater que l'augmentation de tous ces biens n'a empêché ni l'augmentation de l'émigration ni l'augmentation de la mortalité. Pendant les deux premières décades du siècle, avec une population plus considérable, une agriculture moins productive, il y avait un excédent de 181 naissances sur les décès.

Aujourd'hui la moitié seulement des habitants vivent de l'agriculture, l'autre moitié vit du petit commerce, de métiers divers et aussi de la grande industrie.

Il existe en effet sur la rivière qui sépare Saint-Germain de Proussy une filature occupant environ cent dix ouvriers de la première de ces communes et une dizaine de la seconde. Sur les cent dix ouvriers habitant Saint-Germain un tiers à peine appartiennent au sexe masculin, plus des deux tiers sont des femmes dont beaucoup sont célibataires.

Pour ces cent dix ouvriers de la grande industrie, le tableau récapitulatif du recensement de 1886 n'accuse que soixante-cinq personnes, vieillards, femmes ou enfants, vivant avec eux ou de leur travail. Et ce fait, si invraisemblable qu'il paraisse au premier abord, n'est pas inexact. Il tient, d'une part, à l'extrême infécondité des ménages, et d'autre part à ce que la famille industrielle n'existe pas. Si un membre d'une famille va travailler à l'usine, les autres vivent habituellement d'une autre profession, agriculture, commerce ou petite industrie, et c'est du travail de ceux-ci que subsistent ceux de leurs proches qui sont hors d'état de travailler, par suite de leur âge ou de leurs infirmités.

L'émigration s'explique en grande partie par l'évolution industrielle.

Il y a trente ans seulement, alors que la filature de coton existait déjà avec son importance actuelle, trois cents tisserands à domicile travaillaient à Saint-Germain. Aujourd'hui il n'en existe presque plus. Les jeunes gens émigrent vers les villes, principalement vers le commerce. Ils n'osent pas aspirer aux professions libérales, n'ayant pas assez de fortune ni d'instruction. Mais les parents tiennent à ce que les enfants aient le certificat d'études primaires, convaincus que, plus ils sauront, plus ils auront chance de s'élever sur les degrés de l'échelle sociale.

Proussy est le type de la commune agricole de cette région. Il y existe à la vérité quelques ouvriers de la grande industrie ; mais il n'y a plus que deux tisserands à domicile, il n'y a que très peu de petit commerce et de petite industrie et l'on peut compter que, sur les 486 habitants qui constituaient sa population lors du dernier recensement, 400 vivent de l'agriculture.

Cette commune forme un territoire de 1 258 hectares qui commence à un kilomètre de Condé. C'est un plan incliné vers le sud dont la partie supérieure dépasse 260 mètres et dont la plus basse sur la Druance descend à moins de 100 mètres d'altitude. La partie septentrionale semble avoir été longtemps une lande comme en témoignent les noms de Haute-Bruyère et de Basse-Bruyère portés par deux hameaux. Il existe même actuellement encore des landes sur les hauteurs et quelques mauvais bois. Une partie des terres est fort médiocre, le sol manque et le défaut d'eau empêche de faire des herbages. La valeur vénale pour les bruyères est de 100 à 200 fr. l'hectare seulement et la valeur locative est nulle. Les terres les meilleures ont pour valeur vénale 2 000 fr. l'hectare et pour valeur locative 100 fr. Le métayage est inconnu. Le fermage des plus grandes exploitations qui atteignent au plus une étendue de cinquante hectares et comprennent nécessairement sur ce sol montueux des terres de qualités fort diverses, est de 3 000 fr., soit 60 fr. par hectare; la valeur vénale serait à peu près de 1 500 fr. La valeur vénale et la valeur locative ont diminué l'une et l'autre; mais beaucoup moins que dans le reste de la Normandie. C'est un fait qui surprend d'abord, étant donné qu'il s'agit de terres labourables. Mais il s'explique au moins partiellement par la prédominance, sur la plus grande partie du territoire de la commune, du faire-valoir direct; l'épargne des petits et des moyens propriétaires, toujours désireux de s'agrandir, contribue à retarder l'abaissement des prix du sol.

Les prix de la main-d'œuvre agricole sont intéressants à connaître. Ils sont restés faibles en dépit de ceux très supérieurs qui sont payés à la main-d'œuvre industrielle. Ainsi les gages d'une servante de ferme varient de 50 à 300 fr.; ceux d'un domestique de ferme de 50 à 350 fr., outre le logement et la nourriture. La journée du faucheur est seulement de 2 fr. outre sa nourriture, tandis que, sur tels autres points du Calvados, elle est de 7 ou 8 fr., plus une nourriture beaucoup plus substantielle.

En été, les ouvriers font cinq repas. La soupe de graisse à six heures du matin; à neuf heures, un morceau de pain avec un peu de lard ou de beurre; à midi, le dîner comprenant toujours de la galette de sarrasin avec du lard bouilli ou un ragoût de viande aux pommes de terre; à cinq heures un morceau de pain avec du beurre; à sept heures, la soupe de graisse.

En hiver, la journée d'un ouvrier est de 1 fr. ou de 1 fr. 25 c., plus la nourriture; mais il chôme une partie du temps. Les femmes qui sont couturières ou blanchisseuses trouvent à s'employer presque tous les jours, les autres jamais. Dans ces conditions la vie d'un ouvrier agricole et de sa femme obligés de payer le loyer de leur maison et d'élever leurs enfants serait intenable. Heureusement, ils sont presque tous petits propriétaires, possèdent une maison, avec une cour, un verger, des volailles et parfois une vache. Il s'en faut que la petite propriété soit un remède infaillible contre l'émigration rurale. A Proussy même, qui comptait 867 habitants en 1846, elle n'a pas empêché le départ de nombreuses familles; mais l'on doit penser que ce sont principalement celles qui n'étaient pas propriétaires.

Si cette commune a perdu 381 habitants en cinquante ans, l'excès des émigrants sur le chiffre inconnu des immigrants n'a cependant été que de 135, la dépopulation est due à l'excès des décès sur les naissances qui, pendant le même laps de temps, a atteint le chiffre de 246.

Pendant la première décade du siècle, les naissances dépassaient les décès de 94; elles les dépassaient encore de quelques unités jusqu'en 1832. Mais à partir de cette date la mortalité a constamment dépassé la natalité, non que la mortalité soit excessive, au contraire elle est souvent faible pour l'époque ou même absolument parlant; mais la natalité est misérable.

Le recensement de l'an VIII attribue à la commune de Proussy 968 habitants. Elle en comptait alors plus qu'elle n'en a jamais eus depuis et deux fois à peu près autant qu'aujourd'hui. Au recensement de 1806, elle en avait 945. En prenant ce chiffre comme diviseur pour la première décade, on trouve que la nuptialité était alors de 6,4, la natalité de 8,4 et la mortalité de 18,5. La nuptialité et la mortalité étaient dès lors faibles comme elles le resteront par la suite pendant plusieurs décades; mais la natalité était encore satisfaisante.

Pour la seconde décade, si l'on prend comme diviseur, à défaut de recensement en 1816 et 1821, le chiffre moyen entre celui de la population en 1806 et celui de la population en 1826, soit 926 habitants, on trouve une nuptialité extrêmement faible de 4,6, une mortalité faible de 21,7 et une natalité déjà très affaiblie de 22,2.

Dans la décade 1823-1832, la natalité était de 21,2 p. 1 000 habitants, produit d'une nuptialité faible de 6,2 mariages seulement p. 1 000 habitants et d'une fécondité des mariages assez satisfaisante de 3,4. La mortalité, très faible pour l'époque, n'était que de 18,7.

Pendant la décade 1833-1842, la natalité s'abaisse à 18,5. C'est le produit d'une nuptialité très faible de 5,3 et d'une fécondité des mariages qui se maintient au taux de 3,4 comme pendant la décade précédente. La mortalité, qui commence à dépasser la natalité, est de 20,7 décès p. 1 000 habitants.

Pendant la décade 1843-1852, nous trouvons à Proussy, en regard d'une mortalité faible de 19,2 décès p. 1 000 habitants, une natalité de 15,4 seulement, produit d'une nuptialité de 7,1 multipliée par une fécondité nuptiale de 2,1. Encore ce dernier chiffre n'est-il obtenu qu'en comptant comme si elles étaient légitimes les naissances naturelles à la vérité extrêmement rares qui se sont produites pendant ces dix années. Il y a un demi-siècle déjà l'abaissement de la natalité était extrême et dû à l'infécondité des mariages.

Pendant la décade 1853-1862, la mortalité s'est un peu accrue ; elle est de 21,3, mais la natalité n'est plus que de 14,9, produit d'une nuptialité faible de 6,4 et d'une fécondité des mariages de 2,3.

Pendant la décade 1863-1872, qui comprend les deux années de la guerre, la mortalité se relève à 26,8 et la natalité s'abaisse à 12,7. Les décès sont presque doubles des naissances. La nuptialité s'est relevée jusqu'à 8,7, maximum qu'elle n'avait jamais connu et qu'elle n'a jamais atteint depuis. La fécondité des mariages par contre descend au minimum de 1,4 enfant pour un mariage.

Pendant la décade 1873-1882, la mortalité s'améliore à 18,3 et la natalité est de 15,9, produit d'une nuptialité de 7,4 et d'une fécondité des mariages de 2,1.

Enfin pendant la dernière décade terminée en 1892, et qui est sans comparaison la plus mauvaise du siècle, la mortalité qui est de 22,4 est presque double de la natalité qui n'est plus que de 11,8. C'est le produit d'une nuptialité très faible de 5,5 mariages seulement p. 1 000 habitants et d'une fécondité nuptiale de 2,1, comme pendant la décade précédente. L'infécondité des mariages n'est point du reste rachetée par la fécondité naturelle. Aujourd'hui comme il y a cinquante ans, il ne se produit qu'un très petit nombre de naissances naturelles dans cette commune.

Ainsi tous les phénomènes de la vie collective se ralentissent et, conformément à ce qui est habituel chez les populations épuisées où la source de la vigueur semble tarir, la mortalité seule se relève ; la dépopulation, à la fois par émigration et par excès des décès sur les naissances, est devenue un fait normal, une maladie chronique. Comme le temps par lui-même n'engendre point la vieillesse chez les collectivités humaines, il faut sans doute réserver le nom de races vieillies à des populations telles que celles-ci où la croissance a depuis longtemps cessé et a été remplacée par une prédominance de plus en plus accusée de la désassimilation sur l'assimilation.

La commune de Proussy est, de toutes celles du canton de Condé-sur-Noireau, celle où cet état se montre le plus accusé. On ne peut être sûr qu'il s'aggravera ;

mais il est bien certain qu'il peut s'aggraver encore. Nous ne voyons pas de cran
d'arrêt.

En effet, il n'est pas de limite à l'infécondité des mariages, il n'en est pas à l'abaissement de la nuptialité et de la natalité, et si l'émigration rurale en trouve une dans
l'intérêt bien entendu des émigrants, il faut bien avouer qu'elle est loin d'être
atteinte. Ce qui le prouve, c'est que l'exploitation du sol n'est nullement négligée.
Étant donné l'état de nos connaissances ou plutôt de notre ignorance en agriculture,
la terre y est à peu près aussi bien cultivée qu'elle peut l'être et ses quatre cents
habitants de population agricole sont plus que suffisants à lui faire donner tout ce
qu'elle peut produire.

Dès aujourd'hui l'ouvrier agricole est médiocrement payé en été et chôme souvent en hiver. Les jeunes gens préfèrent être domestiques et les jeunes filles être
bonnes à la ville. Ils ne gagnent pas beaucoup plus, mais ils ont moins de peine,
moins d'effort musculaire, sont mieux nourris, évitent la boue et l'humidité perpé-
tuelle, enfin participent à quelques-uns des plaisirs de la vie urbaine.

Les jeunes hommes qui savent un métier sont plus assurés de trouver du travail
dans les villes et d'obtenir des salaires plus élevés. Ils ont donc un intérêt réel à
émigrer.

Cette émigration, sans doute, est toujours regrettable au point de vue de la vigueur
démographique des communes, parce que l'idéal de toute collectivité est d'avoir le
plus d'hommes possible ayant chacun le plus de valeur possible. Une commune qui
laisse fuir ses habitants s'anémie et perd de son importance; mais il est fatal
qu'elle subisse cette diminution, tant qu'elle ne sait pas leur fournir des motifs écono-
miques et moraux de rester sur le sol natal : un emploi lucratif de leur énergie et
le développement satisfaisant de leurs facultés.

Toutefois, l'industrie agricole dans la plupart des cas ne perd rien à leur départ.
Mille hectares de terre peuvent être labourés aujourd'hui d'une façon satisfaisante avec moins d'hommes et de femmes qu'il y a cent ans. Le nombre de travail-
leurs agricoles nécessaires pour fournir du pain, de la viande, des légumes à une
population de 1 000 habitants a considérablement diminué, grâce surtout à l'amélioration de la vicinalité, des animaux de trait, des charrues, charrettes et autres
instruments aratoires. Il diminuera encore pour peu que l'outillage continue de se
perfectionner et que la division du travail s'introduise dans l'agriculture comme il a
fait dans l'industrie. Or cela arrivera certainement : il se formera des entrepreneurs
de transports, de labourage, de semage au semoir et de récoltage, comme il existe
déjà des entrepreneurs de fauchage et de battage mécanique, qui économisent tant
de main-d'œuvre. Cette évolution, à mesure qu'elle s'accomplira, libérera de l'escla-
vage de la glèbe un nombre toujours croissant des habitants qui y demeuraient
attachés. Mais elle permettra en même temps une dépopulation progressive des
communes rurales; elle la rendra même inévitable s'il ne se trouve des hommes
d'initiative pour inventer de nouvelles sources de produits fournissant un travail
rémunérateur aux bras inoccupés.

Les souhaits que l'on peut former et les espérances que l'on peut nourrir à cet
égard sont affaire de sentiment; la piété envers la patrie conseille de les entretenir.
Quant à la science, son devoir est de constater que les communes agricoles du
canton de Condé, dont Proussy est le type le plus représentatif, sont dans un lamen-
table état démographique, et que tel serait probablement aussi l'état des communes

vivant en partie de la grande industrie, si elle ne s'y était développée. Connaissant désormais suffisamment les populations témoins, examinons en détail les populations industrielles.

Condé et son faubourg Saint-Pierre-du-Regard sont les deux seules communes du groupe que nous étudions qui présentent une notable proportion de population vivant de la grande industrie. En dépit des divisions administratives et en conséquence de leur unité géographique comme de leur similitude démographique, il faut les regarder comme un seul tout, comme une collectivité de 8 600 habitants environ, dont moins de 900 vivent directement ou indirectement de l'agriculture, tandis que plus de 7 700 vivent de la vie urbaine, des professions libérales, du commerce, de la petite ou de la grande industrie.

A Saint-Pierre, la terre, médiocre ou mauvaise, mais assez bien cultivée, se loue de 60 à 65 fr. l'hectare et nourrit une population de 35 habitants par kilomètre carré, qui vit dans des conditions fort semblables à celles que nous avons constatées dans la commune de Proussy.

A Condé, la population agricole est très diversement évaluée par les divers recensements ; il est à penser que son chiffre le plus probable est d'environ 500 personnes, qui se répartissent sur un territoire cultivable de mille hectares, de sorte que la densité kilométrique est approximativement de cinquante habitants. Il est naturel que la minorité agricole de Condé-Saint-Pierre n'ait point une natalité plus élevée que les populations agricoles des communes limitrophes, puisqu'elle présente le même genre de vie, la même densité faible, le même état économique, les mêmes salaires, la même alimentation, le même logement, la même manière de se vêtir et, pour autant qu'il est possible d'en juger, la même mentalité.

Les 3 000 à 3 500 habitants qui, à Condé et à Saint-Pierre, vivent des professions libérales, du commerce et de la petite industrie forment la population urbaine proprement dite. Elle ne diffère point pour son état économique non plus que pour son état ethnographique ou moral des autres populations urbaines de l'Orne et du Calvados ou même de la plupart des petites villes et des villes moyennes de la France ; il n'y a point lieu de s'étonner si sa natalité est semblable à la leur.

Reste à résoudre le problème qui est l'objet même de ce travail : trouver les raisons pour lesquelles la fraction de la population qui vit de la grande industrie n'a point une fécondité capable de relever le niveau de la natalité générale et n'exerce point, comme il arrive ailleurs, par son exemple, une influence capable d'entraîner, tout au moins chez le surplus de la population ouvrière, le relèvement de la fécondité jusqu'à un niveau pareil au sien. Ces raisons sont multiples, mais toutes se ramènent à celle-ci : la population ouvrière de Condé ne peut avoir une natalité particulière parce qu'elle n'a point de mentalité particulière. Nous allons exposer les faits qui motivent cette conclusion.

D'abord examinons la question de nombre. Tandis que, dans les grandes villes industrielles du Nord ou de la Seine-Inférieure, la population ouvrière forme l'immense majorité de la population, ici elle n'en forme guère plus de la moitié.

Il existe sur le territoire de la commune de Condé une filature et six tissages mécaniques occupant environ quinze cents ouvriers, dont les deux tiers habitent Condé et dont un tiers vient chaque jour de Saint-Pierre-du-Regard ou de Montilly, autre commune de l'Orne, limitrophe de Condé. En outre, une centaine d'ouvriers habitant le territoire de Condé vont travailler dans les usines de la vallée de la Vère. On peut donc compter comme habitant Condé environ 1 100 ouvriers de la grande industrie, soit un dixième de la population totale.

Le nombre des ouvriers d'usine habitant Saint-Pierre-du-Regard et allant chaque jour porter leur travail soit à Condé, soit dans les nombreuses usines de la vallée de la Vère, qui, bien que situées dans le canton d'Athis, sont sur la limite de leur commune, est de sept cents environ. C'est donc pour Condé-Saint-Pierre un total de 1 800 ouvriers travaillant *effectivement* dans les usines; ce n'est point le total de la population ouvrière. Pour l'obtenir, il faut joindre à ce chiffre celui des habitants vivant avec eux et de leur travail, comme, d'autre part, il faudrait, si l'on voulait évaluer, du point de vue économique, la puissance de production de l'industrie de Condé, joindre aux sept usines situées sur son territoire les huit ou dix que les patrons condéens possèdent en dehors de leur canton. Mais il ne s'agit ici que de la population.

S'il n'est pas facile de connaître le chiffre exact des ouvriers travaillant effectivement en présence des variations considérables qui existent d'un recensement à l'autre, il est encore beaucoup plus difficile d'évaluer le nombre des vieillards, des femmes ou des enfants habitant avec les ouvriers et vivant de leur salaire. Ici l'imperfection des documents officiels n'est plus attribuable seulement à un dépouillement défectueux des bulletins individuels, mais à de réelles difficultés d'interprétation.

La plupart proviennent de ce qu'il n'existe que peu de familles à Saint-Pierre et moins encore à Condé qui vivent exclusivement de la grande industrie. Sur cinq membres d'une famille en état de travailler, il est rare que tous travaillent dans les usines; presque toujours l'un au moins, souvent deux ou trois, parfois quatre, demandent leur subsistance à quelque autre travail.

En général, la grande industrie occupe beaucoup plus de femmes que d'hommes. Voici, d'après les listes nominatives, quelques types de familles ouvrières :

1° Le mari est couvreur, plafonneur, maçon, terrassier, forgeron, cordonnier ou boulanger, la femme est tisseuse, deux enfants en bas âge sont sans profession et vivent du travail de leurs parents. On ne sait si l'on doit les rattacher à la petite industrie ou à la grande, d'autant plus qu'en pareil cas le travail de la mère est souvent plus lucratif que celui du chef de famille;

2° Le mari est journalier, peintre en bâtiment, corroyeur, la femme s'occupe du ménage, un vieillard et trois jeunes enfants restent à la maison, les trois aînés travaillent à l'usine. Il est encore assez difficile de savoir sous quelle rubrique placer ceux des membres de la famille qui ne touchent point de salaire;

3° Une veuve ayant cinq enfants, journalière agricole, envoie les trois aînés travailler dans une filature; on ne sait pas exactement du travail de qui vivent les deux jeunes. On peut se demander s'ils doivent être comptés comme vivant de l'agriculture ou de l'industrie textile.

(*A suivre.*)   Arsène Dumont.

Entourer cette propriété de toutes les garanties possibles, rendre sa transmission plus facile et moins coûteuse, le crédit abondant et à bon marché, tel a été l'esprit qui a présidé à la formation de la commission extraparlementaire du cadastre, instituée en 1891 par M. Rouvier. L'œuvre de cette commission est considérable : elle est aujourd'hui terminée au point de vue juridique et technique ; et quand la commission des voies et moyens, qui ne tardera pas à se réunir, aura montré que, grâce aux progrès de la science et du crédit, le cadastre peut être établi rapidement et à bon marché, au grand profit des propriétaires fonciers, du public et de l'État, le Parlement n'hésitera pas à demander l'exécution de ses résolutions.

M. Alfred Neymarck fait remarquer, en terminant, que le chiffre global de 28 milliards indiqué par M. Besson comme le montant probable de la dette hypothécaire en Europe, comprend seulement les emprunts contractés auprès d'établissements ou de banques, mais ne comprend pas le montant des dettes hypothécaires privées. D'après M. Hecht, les prêts hypothécaires s'élèveraient à 26 milliards 700 millions : le Crédit foncier de France groupe les dettes hypothécaires et communales et les évalue à 33 milliards. Ce sont de gros chiffres, car, en les acceptant, même sous bénéfice d'inventaire, ces 28 milliards représenteraient approximativement le cinquième du montant total des dettes publiques européennes ; si l'on faisait le même calcul pour la France, on verrait que les dettes hypothécaires, en les évaluant entre 15 et 16 milliards, représenteraient à peu près la moitié de la dette publique, et, comme le faisait remarquer notre bien regretté collègue, M. Boutin, le dixième de la fortune immobilière de la France.

M. Coste dit que M. Besson a indiqué une corrélation entre les emprunts hypothécaires et le crédit agricole. M. Coste pense que le plus grand nombre des emprunts n'a aucun rapport avec la production agricole.

Sur la question du grand-livre foncier dont a traité M. Besson, M. le Dr Papillon déclare que la Société des agriculteurs de France a rejeté cette innovation à la presque unanimité. Elle a craint qu'en donnant trop de facilités pour mobiliser la propriété du sol, on n'arrivât à déraciner les populations rurales déjà fort ébranlées par la loi militaire.

En raison de l'heure avancée, la suite de la discussion est remise à une prochaine réunion et la séance est levée à 11 heures.

<table>
<tr><td>Le Secrétaire général,
Ed. Fléchey.</td><td>Le Président,
E. Levasseur.</td></tr>
</table>

II.

DE L'INFÉCONDITÉ CHEZ CERTAINES POPULATIONS INDUSTRIELLES.

ESSAI SUR LA NATALITÉ DANS LE CANTON DE CONDÉ-SUR-NOIREAU (CALVADOS).

(Suite et fin [1].)

On pourrait multiplier ces exemples de cas embarrassants. Ils sont nombreux, et c'est sans doute la différence des interprétations qu'ils ont reçues qui explique les invraisemblables différences dans le chiffre de la population industrielle accusées par les divers recensements. C'est ainsi que, à Condé, le recensement de 1886 porte comme vivant de l'industrie textile (petite et grande industrie réunies), 4 227 personnes, tandis que le recensement de 1891 n'en accuse que 2 333. Ces variations inadmissibles et les chiffres évidemment erronés des personnes du sexe féminin

---

(1) Voir le numéro d'octobre, p. 321.

vivant avec les ouvriers de la grande industrie et de leur travail, prouvent que les dépouillements des recensements sont inexacts. D'après une évaluation vraisemblable, pour un ouvrier condéen de la grande industrie, on peut compter deux personnes vivant au moins partiellement de son travail, tandis qu'à Saint-Pierre, où la famille industrielle existe davantage, il ne faudrait compter, pour chaque personne travaillant aux usines, qu'une personne vivant avec elle sur son salaire. Pour une population industrielle de 1 100 ouvriers, il y aurait donc à Condé 2 200 personnes de population inactive, tandis qu'à Saint-Pierre, pour une population active de 700 ouvriers travaillant réellement aux usines, il y en aurait seulement un nombre égal qui vivraient sous leur toit des fruits de leur travail. De sorte qu'en somme, la grande industrie ferait vivre à Condé-Saint-Pierre à peu près 4 700 habitants. Ce chiffre ne dépasse pas notablement la moitié de la population des deux communes réunies. Ce fait est significatif; il permet de conclure que, si la famille entièrement industrielle est une exception dans la région qui nous occupe, d'autre part, la commune exclusivement industrielle n'y existe pas.

En parcourant les *listes nominatives* on est frappé du fait que les dénominations des diverses professions, qui sont des subdivisions de la profession d'ouvrier d'usine, sont éparses, sans aucune cohésion, au milieu des noms des autres professions. Cette dispersion, visible sur la liste des habitants, est l'image exacte de la réalité. Nulle part, dans aucun quartier, dans aucun village, les ouvriers d'usine ne forment bloc. Ils vivent mêlés intimement et confondus avec le reste de la population comme jadis les fileurs et tisserands au métier.

Le tissage à la main, si peu lucratif qu'il soit, n'a point encore complètement disparu à Condé, non plus qu'à Saint-Pierre et dans les autres communes du canton. Chacune d'elles compte encore quelques tisserands, dont le nombre, à la vérité, décroît d'année en année.

La plupart d'entre eux sont des vieillards trop âgés pour se plier à la vie d'usine, d'autres sont des personnes ayant chez elles une autre occupation pour une partie de leurs journées et qui reviennent à leur pièce de toile dans leurs moments de loisir.

Je demande à un tisserand pourquoi il n'a point abandonné un travail si peu lucratif; il me répond qu'il a un grand jardin dont il vend les légumes. Quand il pleut ou quand il gèle, il retourne à son métier. Ailleurs, une femme âgée garde les enfants de son fils et de sa fille; quand les soins du ménage lui laissent un moment, elle gagne quelques sous en tissant.

Mais d'autres aussi font du tissage leur occupation unique. Il est certaines toiles communes et très fortes qui ne peuvent encore être produites que par le travail à la main. En tout cas, pour les tisserands à domicile, le travail agricole et le travail industriel sont toujours étroitement unis, sinon chez le même ouvrier, tout au moins dans le même ménage et la même famille. Il est tout naturel que ces tisserands n'aient point des manières de raisonner différentes de celles des agriculteurs au milieu desquels ils vivent. Mais ils poussent plus loin encore la répugnance à se charger d'une nombreuse famille. Leur profession présentant moins d'aléa que celle d'agriculteur, une moindre possibilité d'arriver à l'aisance, ils s'élèvent tout au plus au rang de très petits propriétaires et souvent restent au-dessous toute leur vie, dans une aspiration vaine. Économes, rangés, sobres, laborieux, casaniers par métier, ils évitent les enfants qui sont une source de dépenses impossibles à supporter pour un budget inextensible, une cause de perte de temps et un dérangement de tous les instants dans leur étroite demeure. Aussi, n'ont-ils partout où ils existent qu'une natalité très faible. Il en était ainsi à Lillebonne au commencement du siècle, avant que l'établissement des grandes usines eût fait doubler leur natalité. Il en était ainsi dans les campagnes de la région que nous étudions il y a cinquante ans et plus; il en est encore de même aujourd'hui partout où ils se sont maintenus.

Les fabricants de Condé n'en occupent plus que 800 environ, qui habitent en grande majorité en dehors du canton. Le fabricant donne le fil aux tisserands qui font la toile et la remettent à un voiturier qui passe périodiquement dans les hameaux; ils sont payés à la pièce. Le fabricant occupe chez lui un nombre d'ouvrières variant *ordinairement* de trois à dix, nommées ourdisseuses, qui préparent la chaîne pour les tisserands de la campagne. C'est, en quelque sorte, l'entrepreneur de la petite industrie textile. Outre les ourdisseuses venant à son atelier, il en emploie encore d'autres qui travaillent chacune chez elle. A Condé et Saint-Pierre, bien que leur nombre ait grandement diminué, le bruit de leurs métiers et de ceux des dévideuses frappe encore presque à chaque pas l'oreille du passant.

Avant l'établissement des grandes usines, l'industrie textile ne fournissait pas une quantité de produits comparable à celle d'aujourd'hui ; mais elle occupait un personnnel ouvrier plus nombreux. Un peuple de tisserands animait cette partie du Bocage normand. Si Condé n'avait pas 4000 habitants au début du siècle et si Flers n'était encore qu'un gros bourg, les campagnes, par contre, étaient beaucoup plus peuplées. Lénault et Saint-Jean-le-Blanc avaient plus de deux fois, Proussy et Saint-Pierre-la-Vieille près de deux fois leur population actuelle. Le lin et le chanvre, aujourd'hui abandonnés, étaient produits en abondance, rouis, teillés, filés, tissés sur place et les toiles étaient vendues aux halles les jours de marché. Ces industries étaient, là comme partout, condamnées à disparaître par suite de l'invention des machines. Grâce à l'initiative de quelques fabricants condéens, des filatures furent fondées et fournirent un travail rémunérateur, tout au moins à une grande partie de cette population ouvrière qui allait être dépossédée de son gagne-pain. La première de ces filatures fut établie en 1830, et c'est à partir de cette date que le coton se substitua aux autres textiles comme matière première. Aujourd'hui, Condé ne fabrique plus d'étoffes de chanvre ni de lin, il produit presque uniquement des toiles de coton de couleur indigo pour blouses ou rayées blanc et bleu pour tabliers.

Les filatures, faute sans doute de capitaux suffisants ou d'une attention assez éveillée à suivre le progrès, ont soutenu péniblement la concurrence étrangère; plusieurs ont été ruinées, d'autres ont reçu une autre destination : minoterie, scierie mécanique. Néanmoins, si le nombre des filatures a diminué, l'importance de celles qui subsistent s'étant accrue, le nombre des broches et celui des ouvriers employés a plutôt augmenté.

Les tissages, au contraire, augmentent en nombre et emploient de plus en plus d'ouvriers, la nature spéciale de leurs produits, qui correspond au goût particulier de leur clientèle, les mettant à l'abri de la concurrence. Beaucoup plus récents que les filatures, ils n'existent pour la plupart que depuis vingt ou vingt-cinq ans; les plus anciens remontent à trente années. Quand ils s'établirent, ils empruntèrent aux filatures une partie de leurs ouvriers, qui avaient déjà l'habitude de la vie d'usine et firent à peu près doubler le prix de la main-d'œuvre, fort modeste jusqu'à cette époque.

Depuis lors, les salaires sont plutôt élevés en comparaison de ceux qui sont payés dans les filatures et les tissages de la Seine-Inférieure. On m'a communiqué les feuilles de paie d'une filature de Condé en 1889, j'en ai pris une au hasard et j'ai copié à partir du haut de la page, en guise d'exemple, les dix prix suivants, formant le salaire de la quinzaine : hommes : 43 fr. 47 c. — 49 fr. 40 c.; — femmes : 33 fr. 64 c. — 28 fr. 49 c. — 31 fr. 99 — 32 fr. 78 c. — 40 fr. 72 c. —39 fr. 53 c. — 39 fr. 79 c. — 29 fr. 40 c. L'ouvrier le plus payé touchait près de 100 fr. par mois et la femme la moins payée touchait encore 57 fr. Aujourd'hui, ces prix ont un peu fléchi ; ils varient de 50 à 80 fr. par mois. Ils dépassent de beaucoup ceux que gagnent les tisserands à domicile, qui varient de 0 fr. 50 c. à 1 fr. 50 c. par journée.

Les ouvriers de Condé sont presque tous tisseurs et les salaires sont plus élevés pour eux que pour les fileurs. J'ai eu sous les yeux les feuilles de paie d'un important tissage pour les mois de mai et de juin 1900. La journée était de dix heures pour les teinturiers, de onze heures pour les autres ouvriers.

Cinquante dévideuses gagnaient en moyenne, par tête et par jour, 3 fr. 30 c. ; les trameuses, 3 fr. 29 c. ; les ourdisseuses, pour onze heures de travail, 5 fr. 39 c.; six pareurs ou encolleurs, 8 fr. 76 c. chacun; six rentreuses, 3 fr. 42 c. chacune; six aides-rentreuses, fillettes de quatorze à seize ans, 1 fr. 94 c. chacune; cent tisserands, 4 fr. 14 c. Le personnel à la journée gagnait en moyenne 4 fr. 75 c.; les ouvriers mécaniciens et forgerons, de 4 fr. à 4 fr. 50 c.; les monteurs de chaîne, de 5 à 6 fr. pour une journée de onze heures. En résumé, le salaire moyen général pour tout le personnel, y compris les apprentis et non compris les contremaîtres, était pour la quinzaine du 2 au 16 juin 1900, de 4 fr. 06 c. Pendant la quinzaine du 5 au 19 mai de la même année, on avait travaillé une heure de plus chaque jour, et les tisserands, payés d'après la quantité de leur travail, avaient gagné quelques centimes de plus; mais la paie moyenne du personnel entier, malgré cette heure supplémentaire, n'avait été, pour chaque journée de travail, que de 4,02, inférieur par conséquent à la paie moyenne de l'autre quinzaine.

Ainsi rémunérée, la main-d'œuvre ne manque pas. Les jeunes gens et les jeunes filles attendent avec impatience l'âge exigé par la loi pour entrer dans les usines. Ils y trouvent un travail moins sujet aux chômages et mieux payé que celui qu'ils pourraient trouver partout ailleurs. La population industrielle se recrute aisément non seulement parmi les enfants des ouvriers d'usine, mais parmi ceux des ouvriers agricoles, ceux des ouvriers de la petite industrie et, naturellement, des tisserands à domicile.

Avec plus d'activité personnelle ou plus de capitaux, les patrons pourraient fort aisément augmenter l'importance de leurs établissements, ce qui n'aurait que de bonnes conséquences démographiques, puisqu'ils retiendraient ainsi sur le sol natal des familles prêtes à le quitter ou qu'ils en attireraient des environs où le travail est insuffisant. Malheureusement, à Condé comme à Saint-Pierre, se laissent aisément discerner des symptômes de cet engourdissement qui finit toujours par envahir les populations qu'épuisent depuis longtemps l'abaissement excessif de la natalité et l'excès habituel de la mortalité. Comme conséquence, l'apathie gagne de proche en proche toutes les classes.

Cette contagion est d'autant moins surprenante à Condé que la solidarité démographique y est entière entre toutes les classes, des bourgeois les plus riches aux paysans, aux ouvriers de toute sorte et à ceux des usines. Presque jamais, parmi ces derniers, ne se rencontre le prolétaire vivant au jour le jour, insouciant de l'avenir pour lui-même comme pour les siens, tournant résolument le dos à une culture qu'il sait ne pouvoir atteindre. Loin de là : ils sont restés au moral des tisserands à domicile. Et, en effet, tandis qu'à Lillebonne ceux-ci ont depuis longtemps disparu, à Condé, Athis et Flers, l'évolution de l'industrie ayant été plus tardive et moins complète, leur élimination, toute récente sur certains points, n'est pas achevée sur beaucoup d'autres, et leurs mœurs ont survécu ; les appréciations qui dirigeaient leur conduite se sont maintenues dans les villages qu'ils habitaient.

C'est un fait dont il est impossible de douter pour peu que l'on ait passé en observateur attentif, quelques semaines seulement, parmi les ouvriers d'usine de Flers et de Condé. Leur façon de se loger, de se vêtir, de se nourrir et de s'amuser sont une révélation dont le sens ne peut être méconnu.

Au lieu d'habiter, comme dans la plupart des grands centres industriels, des corons ou des cités ouvrières aux maisons uniformes, pressées les unes contre les autres, ils ont des logements qui ne se distinguent en rien de ceux des autres habitants. A Condé, ils se confondent avec ceux des ouvriers de la petite industrie ; à Saint-Pierre ou Saint-Georges-des-Groseillers, leurs maisons ressemblent en tous points à celles des ouvriers agricoles. Ce sont des maisons couvertes presque toujours en chaume, avec un petit jardin très bien cultivé, rempli en été de belles fleurs, roses et passeroses, œillets et lis admirables, de légumes et de fruits, ayant souvent en outre un verger à pommiers qui leur fournit la boisson de l'année. A Condé, l'ouvrier est ordinairement locataire de son logement et de son jardin ; il s'attache à l'un et à l'autre, paie son loyer avec une grande exactitude. A Saint-Pierre, il est plus souvent propriétaire. Les ouvriers isolés, dont la proportion est assez grande, y trouvent des logements au prix de trente à cinquante francs par an, tandis qu'à Condé les plus modestes atteignent au moins soixante francs. Une famille doit payer cent francs ; pour cette somme, elle a une maison séparée avec jardin ou verger, d'autant plus grande qu'elle est plus éloignée du centre. Beaucoup d'ouvriers préfèrent habiter les villages dépendant de Saint-Pierre, le Petit et le Grand-Samoi. Il leur faut plus de temps pour aller à leur travail et ils courent risque d'être mouillés dans le trajet ; mais ils ne paient pas l'octroi, ils ont plus d'espace, plus d'air et de calme, ils jouissent d'une plus grande indépendance individuelle. « Ils sont *individualistes*, me dit un observateur qui les connaît bien. Ils sont obligés de travailler en commun ; mais dès qu'ils sont libres, ils s'isolent volontiers, n'aiment pas à vivre en troupeau. »

Le Grand-Samoi, village entièrement peuplé d'ouvriers d'usine, qui descendent travailler dans la vallée de la Vère, est bâti sur une colline, entre des taillis de chêne et des champs de céréales, il a la situation d'un sanatorium ; l'air y est salubre, la vie calme et silencieuse. Malheureusement, là comme partout, à Saint-Pierre et à Condé, l'eau manque en été. De juillet à fin novembre, les puits sont à sec et l'on est réduit à l'eau de citerne, qui a lavé les toits et n'est point filtrée. Les plus pauvres habitants ayant au moins du petit cidre, personne ne boit de cette mauvaise eau, et, pour les usages de la cuisine, elle est toujours bouillie. Les inconvénients se réduisent à ce que le linge est mal blanchi et que beaucoup de nettoyages très utiles ne se font pas. Néanmoins, bien qu'ainsi atténués, ils restent encore suffisants pour expliquer au moins en partie la mortalité excessive de notre canton.

Les ouvriers d'usine mangent la soupe de graisse matin et soir comme les ouvriers agricoles; mais ils consomment beaucoup plus de viande. Comme ils ont une heure et demie pour le dîner et qu'ils demeurent généralement à une faible distance, ils rentrent chez eux prendre en famille le repas que leur mère ou leur femme a préparé. Quelques-uns prennent pension dans des restaurants; quelques autres, demeurant trop loin, apportent leurs vivres et mangent à l'usine dans une pièce qui leur est réservée. La nourriture est saine, simple et abondante, très différente de celle des ouvriers de Lillebonne, qui comprend tant de salaisons avariées et de mauvaise charcuterie.

Le vêtement pour les jours de travail consiste en étoffes du pays taillées et cousues par des femmes du pays; les dimanches et les jours de fête, il consiste en confections, vêtements de drap pour les hommes, robes d'indienne ou de laine pour les femmes qui se rapprochent davantage des modes de l'année.

En somme, ils sont propres, probes, polis, économes et paisibles; étant prévoyants, ils ont beaucoup de livrets de caisse d'épargne. Tandis que l'ouvrier de Lillebonne, avec lequel ils font antithèse sur tant de points, ne tient nullement à ce que ses enfants fréquentent l'école et qu'il se trouve dans ce canton, à mi-chemin de deux foyers comme le Havre et Rouen, autant d'hommes incapables de signer leur acte de mariage qu'au fond de la Basse-Bretagne, les tisseurs et fileurs de Condé tiennent à ce que leurs enfants aient leur certificat d'études.

Eux-mêmes lisent beaucoup. Sur 230 membres de la Ligue de l'enseignement que compte le cercle condéen, 180 environ sont des ouvriers de la grande industrie. Sur 3 000 volumes prêtés annuellement, 2 500 sont empruntés par eux. Les livres qu'ils choisissent sont des romans. Ce goût s'explique sans doute par le besoin qu'éprouve l'imagination de réagir contre l'excessive monotonie de l'existence.

L'abus de l'alcool qui est, lui aussi, une forme de la culture esthétique, bien que ce soit certainement la plus grossière et la moins estimable, se produit parfois. Les cas d'ivresse ne sont pas très rares; mais l'alcoolisme l'est. Quelques travaux extrêmement pénibles, comme celui d'encolleur, qui détruit l'appétit, y poussent, d'ailleurs, invinciblement. Mais, si l'on cite des exemples, c'est qu'ils ont frappé surtout à cause de leur caractère d'exception.

Un filateur, qui possède depuis quarante ans une usine dans la vallée de la Vère, me dit que ses ouvriers ont tous leur maison, leur jardin et leur verger et que, payés à la quinzaine, ils n'en sont pas moins à vie chez lui. Ce sont de petits propriétaires très honnêtes, titulaires de leur métier, où ils ne sont remplacés que s'ils sont malades, et qu'ils reprennent dès qu'ils recouvrent la santé. Ils vont à l'usine comme des employés à leur bureau; ils font leur fil en silence suivant la routine journalière qui dispense de tout effort de pensée et de tout souci, comme ils rédigeraient des quittances ou rempliraient des formules imprimées dans une administration.

Voués au travail manuel par l'insuffisance de leur fortune, ils ne sont pas des bourgeois; mais ils ont l'idéal de cette petite bourgeoisie des villes mortes dont le type est depuis longtemps décrit (1). Or, c'est une vérité qu'on ne saurait trop re-

---

(1) Voir l'étude du docteur Guiraud sur la natalité de Montauban.

dire, on a la natalité non de la classe sociale à laquelle on appartient, mais celle de la classe à laquelle on voudrait appartenir.

Comme les populations agricoles du Bocage normand au milieu desquelles ils vivent, comme les anciens tisserands à domicile qu'ils remplacent, les ouvriers d'usine de Condé présentent une mentalité qui ne tend que trop à se généraliser en France et qui peut être dénommée l'état de moralité négative. Ils ne tuent point, ne volent point, ne commettent point l'adultère — à moins d'être sûrs que ce sera sans conséquences, — ils ne dépensent point leur argent à la légère, ils ne bravent point les autorités, ils n'insultent personne, ils ne font ni émeutes ni tapage nocturne; mais aussi ils ne procréent que rarement des enfants naturels, se marient tard ou gardent le célibat et n'ont que trop peu d'enfants légitimes.

Il s'est rencontré de tous temps et il existe encore des hommes de valeur remplis d'excellentes intentions qui ont travaillé à propager cette morale. La démographie nous fait voir son insuffisance. Lorsqu'une collectivité humaine vit d'une manière incompatible avec sa durée illimitée, comme c'est le cas lorsque le chiffre de ses naissances reste régulièrement au-dessous de celui de ses décès, les appréciations qui dirigent sa conduite sont par cela seul condamnées. Quelle que soit l'opinion de la conscience, la science les proclame malfaisantes : car les mauvais effets ne peuvent provenir que d'une mauvaise cause. Nos sympathies et nos antipathies sont choses subjectives et secondaires; c'est en somme aux faits qu'il appartient de juger les principes. De tous les mérites de la démographie, son aptitude à rectifier les erreurs de la morale doit être certainement comptée pour l'un des plus importants.

Un second mérite qui n'est pas moindre au point de vue scientifique que le premier au point de vue de l'éthique, c'est son aptitude à découvrir les causes, quand, au lieu d'étudier de grands États, on fait porter son effort sur de petites collectivités comme celles-ci, susceptibles d'être visitées et observées en détail.

Nous venons de voir qu'une simple subdivision dans la profession d'ouvrier de l'industrie textile suffit à amener des changements énormes dans le taux de la natalité : travaillant à domicile, le tisserand n'aura qu'une natalité de 18 à 20 naissances pour 1 000 habitants; travaillant dans les grandes usines, il pourra en présenter une, comme à Lillebonne, de 35 à 40 naissances (1). J'avais déjà constaté il y a dix ans qu'une simple subdivision dans la profession de marin pouvait avoir une influence semblable, qu'à Groix le marin pêcheur avait une natalité de 30 à 32, tandis qu'à Bréhat, le marin de la flotte en avait une de 18 à 20. Ainsi, des différences aussi secondaires et qui, pour le philosophe raisonnant *à priori* d'après les probabilités logiques, eussent certainement paru négligeables, suffisent à entraîner les changements les plus profonds dans la fécondité humaine. C'est un fait que, seule, l'observation des communes pouvait révéler.

Ce n'est pas que les éléments caractéristiques de notre civilisation tels que la religion, les lois civiles, les institutions politiques, la centralisation administrative, les tendances esthétiques n'aient point une influence générale, permanente et profonde sur la natalité. Mais, dans la plupart des cas, sinon même dans tous, ils

(1) Il serait intéressant d'étudier les phénomènes de cette nature dans les départements du Rhône et de la Loire. Ces deux départements n'ont qu'une faible natalité générale en dépit de leur très nombreuse population ouvrière. Il est très probable que certaines professions ont conservé une natalité élevée et il est certain que d'autres n'en ont qu'une très faible.

n'agissent qu'à l'état de combinaison avec d'autres facteurs dont l'intervention modifie complètement leur action. C'est ce qui fait que, malgré leur existence sur tous les points du territoire françois, nous y trouvons des communes où la natalité s'élève à plus de 50 naissances pour 1 000 habitants et d'autres où elle descend à moins de 10.

Au point de vue politique, cette grande diversité présente peu d'intérêt; c'est le fait général de l'abaissement de la natalité française qui, seule, provoque l'inquiétude. Au point de vue scientifique, au contraire, ces curieuses variations ont la plus grande importance, parce qu'elles permettent de saisir la signification des faits, de découvrir les causes et de faire avancer la connaissance de la vérité. Or, c'est du progrès de la science seulement que la patrie peut attendre son salut. Si la conviction n'est pas encore faite à cet égard, du moins la démonstration l'est désormais suffisamment.

Puissent les pouvoirs publics comprendre enfin la nécessité de donner à la démographie les moyens de poursuivre, d'étendre et d'activer ses travaux!

Arsène DUMONT.

III.

LA DETTE HYPOTHÉCAIRE ET LES RÉSULTATS DES INSTITUTIONS DE CRÉDIT FONCIER EN FRANCE ET A L'ÉTRANGER.

I. — LE CRÉDIT FONCIER ET L'AGRICULTURE.

La question sur laquelle va se porter notre examen n'a point l'attrait de l'inédit. Elle a déjà donné lieu à de récentes communications au Congrès international des valeurs mobilières. Les monographies présentées à ce sujet par M. Hecht et par l'administration du Crédit foncier de France offrent un intérêt documentaire de premier ordre; à ce point de vue, elles méritent d'occuper une place à part dans l'ensemble des remarquables travaux que ce congrès a su mener à bonne fin, sous la direction si haute et si éclairée de son président, M. Georges Cochery. Il y a quelques années, un de nos honorables collègues, M. Lamane, vous a fait part du résultat de ses consciencieuses recherches sur l'importance de la dette hypothécaire de notre pays. Nous-même, comme rapporteur général du Congrès de la propriété foncière de 1900, nous avons essayé d'ajouter quelques données personnelles aux investigations de nos devanciers. Mais ces études isolées et fragmentaires, quelque précieuses que soient leurs indications, n'autorisent aucune conclusion générale sur la situation du crédit immobilier dans les divers pays, sur ses moyens d'action et sur ses résultats. Il nous a semblé que le moment était venu de resserrer les constatations de cette enquête dans un tableau d'ensemble; c'est en les rapprochant les unes des autres, en les comparant et en les opposant, que nous aurons quelque chance d'en pénétrer exactement le sens et d'en mesurer la portée.

Une autre raison nous conduit à tenter ce travail de généralisation et de synthèse. Les archives de l'Administration de l'Enregistrement, naguère impénétrables aux